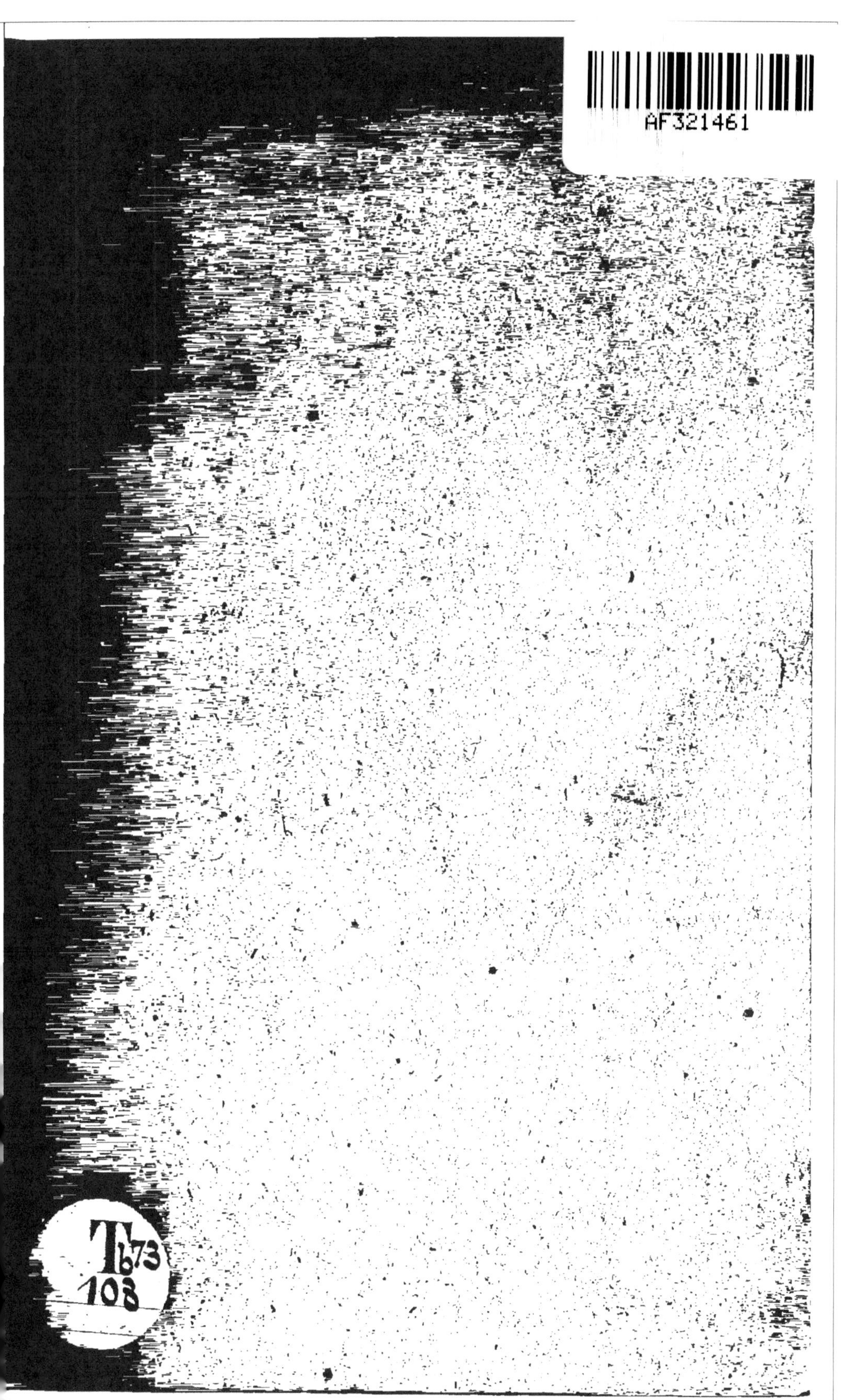
AF321461

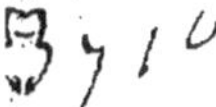

HISTOIRE

MÉDICALE,

ANATOMIQUE ET PHYSIOLOGIQUE

D'UN ENFANT

ATTEINT D'APHOTAISTÉSIE;

Par M. le Docteur SÉRÈNE,

VICE-PRÉSIDENT DE LA SOCIÉTÉ DES SCIENCES, LETTRES ET ARTS DU DÉPARTEMENT DU VAR, MEMBRE ASSOCIÉ CORRESPONDANT DE LA SOCIÉTÉ ROYALE DE MÉDECINE DE MARSEILLE, DE CELLES DE LYON, BORDEAUX, etc., etc.

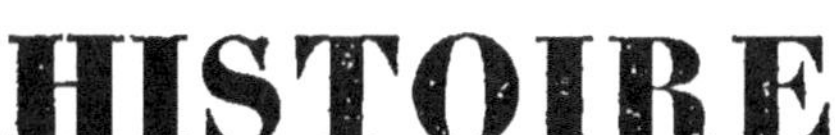

MARSEILLE.

IMPRIMERIE D'ACHARD, RUE St-FERRÉOL, N° 64.

1828.

HISTOIRE

MÉDICALE,

ANATOMIQUE ET PHYSIOLOGIQUE

D'UN ENFANT

ATTEINT D'APHOTAISTÉSIE;

Par M. le Docteur SÉRÈNE,

Vice-président de la société des sciences, lettres et arts du département du Var, membre associé correspondant de la société royale de médecine de Marseille, de celles de Lyon, Bordeaux, etc., etc.

* * *

Avant d'entrer en matière, il est bon de s'entendre sur la signification du mot *Aphotaistésie*. Je désigne ici sous cette dénomination la privation du sens de la lumière. Ce mot vient de φῶς - τός *lumière*, αἴσθησις *sens*, plus α privatif des grecs.

J'ai quelque tems hésité entre l'inconvénient léger d'employer une périphrase pour désigner le genre d'infirmité du jeune sujet, dont je transmets ici l'histoire, et la hardiesse de créer un mot nouveau. Je me suis décidé pour ce dernier parti; car j'ai cru pouvoir me persuader que la défaveur n'accueille jamais que ces grands novateurs qui semblent être occupés exclusivement à faire une immense récolte de mots dans les nomenclatures des sciences. Appuyé des secours de la critique et de l'étymologie, j'ai opté non sans quelque répugnance pour un des produits de la *néologie*, qui est l'art de créer les mots nouveaux, et qu'on doit bien distinguer, d'après la remarque d'un écrivain judicieux, des produits du *néologisme*, qui est l'abus de cet art ou une affectation vicieuse de créer des mots mal forgés ou de leur donner de nouvelles acceptions. Je n'ai point non plus perdu de vue que plusieurs personnes atteintes de ce que l'on pourrait appeler la *néophobie* ont une horreur invincible pour toutes les nouveautés, et rejettent les créations de la néologie qu'elles confondent avec le néologisme. Ces réflexions dont tout le monde sentira l'importance et la vérité, doivent nécessairement tendre à détruire ou à diminuer cette horreur nuisible surtout au langage des sciences. Elles n'ont pas peu contribué à me faire adopter aujourd'hui la dénomination nouvelle que je soumets avec la plus grande réserve au jugement éclairé des savans médecins, en présence desquels je suis appelé aujourd'hui à l'honneur de prendre la parole.

Dans les derniers jours du mois de novembre 1827, une femme de 36 à 40 ans se présenta à moi, elle était bien constituée, et m'apportait un enfant qu'elle avait mis au monde depuis une vingtaine de jours et qui était privé du sens de la vue. Cet enfant, du sexe mâle et très-faiblement constitué, semblait avoir les deux paupières supérieures constamment fermées, de manière qu'examiné superficiellement il offrait l'apparence d'un jeune individu livré au sommeil. A mesure qu'on faisait quelques tentatives pour écarter les deux paupières, on éprouvait une difficulté insurmontable à cause d'une adhérence très-forte qui unissait ces deux voiles mobiles au reste de la joue, et il résultait de ce tiraillement une ligne rougeâtre qui circonscrivait exactement le contour de la paupière supérieure abaissée; les cils manquaient absolument et les sourcils étaient à-peine prononcés. Le doigt index appliqué sur le devant des yeux ne sentait aucun corps arrondi, solide; seulement cette partie, déjà un peu concave naturellement, se laissait encore très-facilement déprimer de manière que le doigt semblait s'enfoncer dans un amas de tissu graisseux légèrement résistant. Du reste aucune sensation qui pût faire présumer que les globes des yeux dussent exister. Consulté par la mère pour savoir si quelques secours de l'art pouvaient être applicables, sur ma réponse négative elle me fit encore l'aveu que c'était le troisième enfant qu'elle avait mis au monde conformé de cette manière; que les deux autres étaient morts l'un à 45 jours, l'autre à 2 ans et demi, c'était deux petites filles ; qu'indépendamment de ces trois enfans infirmes, elle en avait trois autres parfaitement conformés et qui seuls se portaient bien, ce dont j'ai pu facilement me convaincre. Frappé par ce récit, dont les détails me parurent un peu extraordinaires, je résolus de faire de cet enfant le sujet particulier de mes observations et de mes recherches. Je congédiai cette femme et lui recommandai de recourir à moi dès qu'elle apercevrait quelque dérangement dans la santé de cet enfant. Car jusques là ses fonctions se faisaient assez régulièrement, la mère crut être sûre qu'il tetait et dormait bien et rien à l'exception de l'exiguité de son organisation ne pouvait donner des craintes sur sa vie.

Un mois s'était à-peine écoulé que je fus appelé par cette femme pour visiter son nourrisson. Il poussait des cris aigus et continuels, saisissait avec peine le mamelon et était agité par des mouvemens convulsifs. Mais cette crise ne fut pas de longue durée et quoiqu'elle s'apaisât dès le lendemain, elle me donna l'idée que cet enfant pourrait bien ne pas prolonger long-tems son existence.

La mère ayant paru alors désirer vivement savoir à quoi pouvait tenir une conformation aussi malheureuse et aussi fréquente dans sa famille, je profitai de ses dispositions morales et je lui fis promettre de me confier le sujet s'il venait à mourir. pour que je pusse m'éclairer par la nécroscopie, et l'instruire ensuite elle-même, s'il était possible, du résultat de mes recherches. Cette mort, en effet, ne se fit pas long-tems attendre; elle arriva dans le commencement du mois de février dernier, c'est-à-dire, trois mois et demi environ depuis la naissance, après plusieurs jours de cris aigus, d'insomnie continuelle, de mouvemens convulsifs, et de tous les accidens d'une lente agonie.

Averti aussitôt par les parens, j'en instruisis mon honorable ami et confrère M. le docteur Laurent, professeur d'anatomie à l'école navale de Toulon, que ce fait avait déjà intéressé depuis le jour où je lui en avais parlé, et nous fîmes ensemble l'examen anatomique des parties.

Je ne reviendrai pas sur l'aspect extérieur du malade : ce point a été déjà fixé au commencement de ce mémoire. Mais le crâne ayant été ouvert, nous trouvâmes le cerveau très-développé comparativement à toutes les parties du corps, qui, comme je l'ai dit, étaient restées fort au-dessous de l'accroissement que présentent toujours les enfans de cet âge. Toute la partie antérieure des nerfs optiques depuis le trou optique, proprement dit, jusqu'au point où ces nerfs se touchent et paraissent s'entre-croiser, était réduite à de très-petites dimensions, ce qui donnait à ces nerfs un caractère d'atrophie bien marqué. La seconde portion de ces cordons nerveux, était un peu plus développée, sans qu'elle le fût suffisamment. Les tubercules quadri-jumeaux présentaient un inégal accroissement; les supérieurs ou antérieurs étaient peu proéminens, mais avaient une base fort large; les inférieurs ou postérieurs, beaucoup plus saillans et à base très-étroite. Le cerveau, considéré en général, ne présentait d'ailleurs rien de remarquable, seulement il m'a paru offrir un peu de consistance, ce qui semblait le rapprocher de l'état d'induration; les membranes n'avaient également rien de particulier ainsi que la disposition des deux substances du cerveau : la corticale et la médullaire. La paroi supérieure de l'orbite ayant été enlevée, nous trouvâmes le globe de l'œil réduit à des dimensions infiniment petites; on pouvait le comparer, pour le volume, à la grosseur d'un pois ordinaire.

A la partie antérieure de ce petit corps arrondi on voyait les vestiges de l'appareil nécessaire au mécanisme de la vision; mais la cornée transparente manquait entièrement, ou du moins, était représentée par un tissu si léger que le plus petit contact des instrumens l'a déchirée. L'iris faisait immédiatement découvrir son existence, par un aspect brunâtre qui occupait circulairement la partie antérieure de ce globe, véritable moignon informe, et au milieu duquel était pratiquée une ouverture d'environ une demi-ligne de diamètre, dans laquelle s'introduisait aisément la pointe d'un instrument aigu, qui pénétrait ainsi dans la chambre postérieure de l'œil. Ce globe (si nous devons lui conserver ce nom), incisé dans toute son étendue, a montré dans son intérieur la teinte noire de la choroïde, délayée avec quelques gouttes d'eau prise dans le vase où les parties avaient été mises en macération. Ce mélange a troublé toute la structure de l'intérieur de l'œil, de manière qu'il n'a plus été possible de distinguer les diverses humeurs qui composent l'organe visuel. Je remarquai seulement, presque tout-à-fait derrière la portion qui représentait l'iris, un corps épaissi, jaunâtre, légèrement transparent, qu'on pouvait comparer pour le volume à un grain de millet, et que nous avons pris plutôt pour le cristallin que pour une petite portion de l'humeur vitrée qui aurait échappé ainsi à nos recherches les plus minutieuses.

Une dissection très-exacte n'a pu nous faire découvrir aucun vestige de la glande lacrymale; l'enfant n'a cependant pas cessé de pousser des cris durant sa maladie, mais les parens ne lui ont jamais vu verser une seule larme, quoiqu'il fût âgé de près de quatre mois. Une autre disposition qu'il est important de signaler, c'est que l'air atmosphérique paraissait éprouver la plus grande difficulté à passer par les fosses nasales, de manière que l'enfant dormait toujours

la bouche ouverte, l'allaitement se faisait diffici-
lement, en raison du défaut de respiration par
le nez, respiration qui devient nécessaire dans
l'occlusion des lèvres. Cette disposition dépen-
dait-elle d'un état inflammatoire de la mem-
brane nasale, d'un véritable coryza ? Mais elle
existait depuis la naissance. Elle a régné sans
interruption jusqu'à la mort ; elle n'a point été
suivie d'écoulement de mucus si ordinaire dans
cette phlegmasie. J'ai cru donc qu'il fallait plutôt
l'attribuer à un rétrécissement considérable des
fosses nasales, rétrécissement déterminé par une
conformation osseuse qui aurait également pro-
voqué l'absence du canal nasal, qui, comme on
le voit bien, était devenu inutile par l'absence
des produits de la glande qui préside à la sécré-
tion des larmes. Ces soupçons n'ont pu être con-
vertis en certitude par l'examen anatomique des
parties, les renseignemens dans lesquels je viens
d'entrer ne m'ayant été donnés que plusieurs
jours après l'inhumation du sujet.

Le canal rachidien n'a point été ouvert. Per-
sonne n'ignore la difficulté que nous aurions
éprouvée si nous avions voulu continuer nos
recherches sur la moelle de l'épine, dans une
maison particulière, où on nous recommanda
plusieurs fois de ne pas produire trop d'em-
barras dégoûtans, en multipliant les lambeaux
du cadavre, d'où on ne voulait pas permettre
l'enlèvement du corps, et où enfin nous étions

loin d'être à notre aise. Seulement nous avons pu nous convaincre que le cervelet et l'origine de la moelle épinière étaient dans leur état d'intégrité. Je n'ignore point que cette inspection ne suffit par pour autoriser à penser que le prolongement spinal n'offrait aucun genre de lésion qui se rapprochât du ramollissement ou de l'induration; je dirai même qu'en examinant avec soin les phénomènes qui ont présidé à la maladie et aux derniers momens de ce petit enfant, je ne rencontre d'autre cause matérielle de la mort que dans les troubles divers de l'innervation, ce qui avait entraîné l'atrophie bien prononcée dans laquelle se trouvait ce jeune sujet; troubles qui ne peuvent être rapportés qu'à l'altération de la moelle épinière. Je répéterai d'ailleurs à ce sujet une remarque qui a été faite avant moi, et que je ne crois pas déplacée ici. Les altérations organiques que laissent après elles les maladies du système nerveux ne sont pas toujours appréciables, et quand elles le sont, elles se montrent quelquefois si peu prononcées, qu'on est exposé à les méconnaître. Dans des organes aussi importans que ceux de l'innervation, les lésions les plus légères entraînent souvent les conséquences les plus fâcheuses et les plus variées. Si dès-lors on n'apporte pas une grande attention dans les nécroscopies, si on ne porte pas le plus sérieux examen sur toutes les molécules organiques, on peut aisément se persuader qu'il n'existe aucune altération ; on se trouve alors embarrassé pour expliquer les phénomènes morbides. Telle est l'erreur que nous aurions pu et que peuvent commettre ceux qui se livrent à des recherches superficielles sur le centre nerveux ; car étant aussi peu commodément placés que nous l'étions, nous n'aurions apporté qu'une attention très-légère, ce qui aurait amené un résultat presque nul, et n'aurait pas rendu plus complète, sous ce rapport, l'histoire du sujet sur lequel je fixe ici votre attention. En considérant, d'ailleurs, l'assoupissement, les mouvemens convulsifs et les cris aigus qu'a poussé l'enfant, dans les derniers jours de son existence, je suis suffisamment autorisé à penser, comme je l'ai déjà fait pressentir, que sa mort doit être rapportée aux troubles du centre sensitif, comme le seul organe auquel on puisse rapporter les phénomènes morbides que j'ai observés.

Il est enfin un dernier point sur lequel je dois m'arrêter, non d'une manière spéciale et raisonnée, ce fait semble de sa nature se refuser à toute espèce d'investigation de la part du médecin philosophe, mais au moins, d'une manière superficielle, ne fût-ce que pour déduire ou faire déduire à ceux *qui savent tout expliquer ne pouvant tout connaître*, quelque hypothèse plus ou moins éloignée de la vérité. En effet, c'est le troisième enfant qui meurt de la même manière dans cette famille, et ce qui me paraît encore plus remarquable, c'est qu'il est d'autres individus dans cette même famille, parfaitement conformés, qui vivent aujourd'hui et se portent bien. Existe-t-il en physiologie une raison suffisante pour expliquer cette aberration des lois naturelles chez trois enfans de la même mère ? Les divers systèmes connus jusqu'à ce jour sur les lois toujours mystérieuses qui président à la génération, peuvent-ils donner la clef d'un phénomène de ce genre ? Je ne le pense pas. Quelque trouble dans l'organisme, quelque grande secousse rapportée à un sentiment de frayeur, de colère, d'indignation, auquel la mère ne disconvient pas d'être sujette, ce qui, paraît produire et entretenir chez elle ses dispositions à l'hystérie, pourraient bien sans doute nous rendre raison d'un seul fait de ce genre. Mais quel est ce génie créateur qui présidant à la génération de ces petits êtres, les prive des organes de la vue à l'exclusion de toute autre partie de leur corps ?.... On conçoit encore sans peine que les lois qui président primordialement à l'organisation, ne sont pas tellement uniformes dans leur résultat, qu'elles ne tolèrent quelquefois des imperfections fréquemment observées, non - seulement dans les êtres de l'échelle animale, mais encore dans ceux appelés végétaux ; mais cette préférence pour un de nos organes isolés, cette élection pour un point constamment le même de notre surface, ce choix pour des parties dont la privation répétée déjà trois fois dans les individus d'une même famille semble en faire pour la nature un apanage de prédilection !......... Qui oserait aborder cette merveille qui mérite d'être classée dans les phénomènes de l'ordre surnaturel et se jeter dans des explications ou des hypothèses qui puissent ne pas heurter la raison humaine, et choquer les principes d'une saine physiologie ? Je livre ce point à vos savantes méditations, et tout en m'imposant ici la règle d'une sage réserve, vous reconnaîtrez avec moi, Messieurs, que malgré les rapides progrès des sciences naturelles, malgré le degré d'exactitude auquel elles sont arrivées, notre esprit ne peut se refuser à se reporter plusieurs siècles derrière nous, où l'ignorance, sur cette matière, était tout autant constatée qu'elle l'est aujourd'hui. Aussi pouvons-nous nous écrier encore avec le prince des poètes latins : *Felix qui potuit rerum cognoscere causas !*

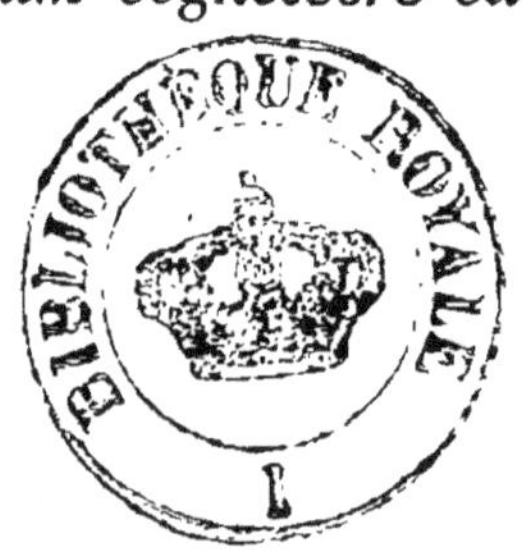

MARSEILLE.— IMPRIMERIE D'ACHARD, RUE St-FERRÉOL, N° 64.